AF467515

RECHERCHES

SUR

LA PHYSIOLOGIE

DE L'UTÉRUS GRAVIDE

PAR

M. LE DOCTEUR POLAILLON

Professeur agrégé à la Faculté de médecine de Paris, Chirurgien de la Pitié.

PARIS

G. MASSON, ÉDITEUR

LIBRAIRE DE L'ACADÉMIE DE MÉDECINE

Boulevard Saint-Germain et rue de l'Éperon

EN FACE DE L'ÉCOLE DE MÉDECINE

1880

RECHERCHES

SUR

LA PHYSIOLOGIE

DE L'UTÉRUS GRAVIDE

Soc. anon. d'impr. PAUL DUPONT, Dr, 41, rue Jean-Jacques-Rousseau.

RECHERCHES

SUR

LA PHYSIOLOGIE

DE L'UTÉRUS GRAVIDE

PAR

M. LE DOCTEUR POLAILLON

Professeur agrégé à la Faculté de médecine de Paris, Chirurgien de la Pitié.

PARIS

G. MASSON, ÉDITEUR

LIBRAIRE DE L'ACADÉMIE DE MÉDECINE

Boulevard Saint-Germain et rue de l'Éperon

EN FACE DE L'ÉCOLE DE MÉDECINE

1880

RECHERCHES

SUR

LA PHYSIOLOGIE

DE L'UTÉRUS GRAVIDE [1]

Les praticiens, qui assistent à la fonction de l'enfantement, ont observé de tout temps les phénomènes sensibles de la contraction utérine. Ils ont consigné le résultat de leurs observations dans des traités aussi nombreux que célèbres. Ils nous ont appris que l'utérus se contracte à des intervalles réguliers, à la manière des muscles de la vie végétative, que la manifestation de la contraction est la douleur, et que la douleur est variable en durée et en intensité. Ils nous ont fait connaître les troubles de la contraction et les indications qui en découlent. Toutes ces notions, indispensables pour le clinicien, peuvent lui suffire. Loin de nous la pensée d'en amoindrir l'importance. Mais elles ne suffisent pas au physiologiste.

1 Un résumé de ce mémoire a été lu à l'Académie de médecine le 27 janvier 1880.

Celui-ci a le désir d'aller plus loin que l'observation des faits qui tombent sous nos sens. Son but est de pénétrer dans l'intimité de la fonction, de faire pour le muscle utérin ce qui a été fait pour les muscles de la locomotion, pour le cœur. Il veut savoir quelle est la forme et la nature de cette contraction cachée à nos regards, surprendre les phénomènes mécaniques et physiques qui l'accompagnent, et mesurer la puissance de l'organe qui sert à la parturition.

L'entreprise était impossible avant l'application des appareils enregistreurs à la physiologie. Elle soulève, en outre, des questions délicates, car il faut agir sur l'être humain.

Schatz, le premier, a donné un tracé de la contraction utérine dans un mémoire publié en 1872 (*Archiv für gynæcologie*, t. III, p. 58, 1872). Après lui, le docteur Poullet a imaginé un appareil, le *tocographe*, qui inscrit séparément les contractions de l'utérus et les contractions des muscles abdominaux (*Bulletin de la Soc. de chirurgie*, t. IV, p. 476, 1878; et t. V, p. 8, 1879). Tout l'historique des recherches faites avant nous se résume dans les noms de ces deux expérimentateurs.

MM. Schatz et Poullet se sont servis du kymographion de Ludwig pour enregistrer les mouvements qu'ils voulaient observer. Or, le kymographion donne des tracés souvent inexacts en raison de la vitesse acquise par la colonne mercurielle, qui transmet au flotteur des mouvements brusques et saccadés. Nous nous sommes mis à l'abri de cette cause d'erreur en employant un appareil enregistreur plus parfait. Nous pensons être arrivé à des résultats plus précis et avoir démontré quelques faits nouveaux. Néanmoins, nous nous plaisons à rendre hommage aux travaux de nos prédécesseurs, qui nous ont servi de modèle et de guide.

Nos recherches personnelles ont eu pour but d'étudier ce qui se passe dans le muscle utérin, soit pendant son action, soit pendant l'intervalle des contractions. Nous avons choisi la période de la dilatation du col parce que, dans cette première période, les muscles des parois abdominales interviennent le moins possible.

Dans un travail ultérieur, nous aborderons l'étude des

grandes contractions expulsives qui se combinent avec l'action des muscles qui produisent l'effort.

I. — *Disposition de l'appareil expérimental.*

Le problème à résoudre consiste à évaluer et à écrire la pression que supporte le liquide amniotique, ou le fœtus, lorsque le liquide amniotique s'est écoulé.

Dans le premier cas, on arriverait à la solution en faisant communiquer directement le liquide intra-utérin avec un manomètre et un appareil enregistreur. Mais cette opération est impraticable. En effet, la plus petite perforation des membranes avec une canule déterminerait, à la première contraction, une déchirure plus grande ou l'écoulement du liquide sur les côtés de la canule ; et la fixation de celle-ci par une ligature ou par une compression n'aurait pas plus de succès.

Dans le second cas, lorsque le liquide amniotique s'est écoulé en totalité ou en partie, on ne conçoit pas comment la pression, que supporte le fœtus, pourrait être transmise directement à l'extérieur.

Mais on peut vaincre ces difficultés en employant un artifice qui a été mis en usage par MM. Chauveau et Marey dans leurs expériences sur la mesure des contractions du cœur.

Soient deux petits ballons de caoutchouc pleins d'eau et reliés entre eux par un tube également de caoutchouc. Si l'un des ballons est comprimé, une partie de l'eau qu'il contient passe dans l'autre ballon, qui augmente de volume. Si la pression cesse, l'eau reflue dans le premier ballon et le second revient à son volume primitif.

Supposons que l'un des ballons soit placé dans la cavité utérine et l'autre à l'extérieur ; ce dernier ressentira, par l'intermédiaire de l'eau, toutes les pressions que le ballon utérin aura à supporter. Si l'utérus se contracte, le ballon utérin sera comprimé, et le ballon extérieur traduira fidèlement cette compression par une dilatation plus ou moins grande.

Le ballon extérieur représente donc un *œuf artificiel* placé sous les yeux de l'observateur. Son contenu étant évidemment à la même pression que le contenu de la cavité utérine, il fera connaître avec certitude tous les changements qui surviendront dans cette pression et, par suite, toutes les variations de la contraction du muscle à étudier.

Veut-on maintenant évaluer la pression intra-utérine? on n'aura qu'à mettre en communication le contenu des ballons avec un manomètre.

Veut-on enregistrer les mouvements, qui produisent ces pressions? on n'aura qu'à renfermer le ballon extérieur dans un vase contenant de l'air et communiquant par l'intermédiaire d'un tube en caoutchouc avec un tambour à levier.

C'est d'après ces principes que nous avons construit l'appareil qui a servi à nos expériences (*fig.* 1). Il se compose :

1° D'un petit ballon de caoutchouc pouvant contenir 80 grammes d'eau sans distension notable de ses parois, qui sont très minces. Ce ballon, appelé *ballon utérin*, est fixé sur un tube de caoutchouc à parois épaisses.

2° D'un robinet à trois branches x, y, z, dont l'une y communique avec le tube du ballon utérin.

3° D'un manomètre à mercure, en forme d'U, dont l'une des branches communique avec la branche z du robinet.

4° D'un récipient de verre, hermétiquement clos, contenant le ballon extérieur. Comme un ballon de caoutchouc aurait donné un appareil beaucoup trop sensible, nous l'avons remplacé par un entonnoir en verre. L'orifice évasé de cet entonnoir est fermé par une membrane de caoutchouc tendue. La partie rétrécie traverse le bouchon du récipient pour s'adapter à un long tube de caoutchouc, qui se fixe par son autre extrémité sur la branche x du robinet.

La membrane mm' représente une portion de la paroi de l'œuf artificiel. Elle bombe plus ou moins selon l'intensité des mouvements, qui compriment la paroi de l'œuf réel, et elle transmet ces mouvements à l'air du récipient.

Tout ce petit appareil est une imitation du sphygmoscope de M. Marey. Pour faciliter notre exposé, nous l'appellerons l'*utéroscope*.

5° D'un tambour à levier, qui communique avec l'intérieur de l'utéroscope par un tube de verre.

6° D'un cylindre recouvert d'un papier enfumé, qu'un

mouvement d'horlogerie muni d'un régulateur Foucault fait tourner avec une vitesse convenable.

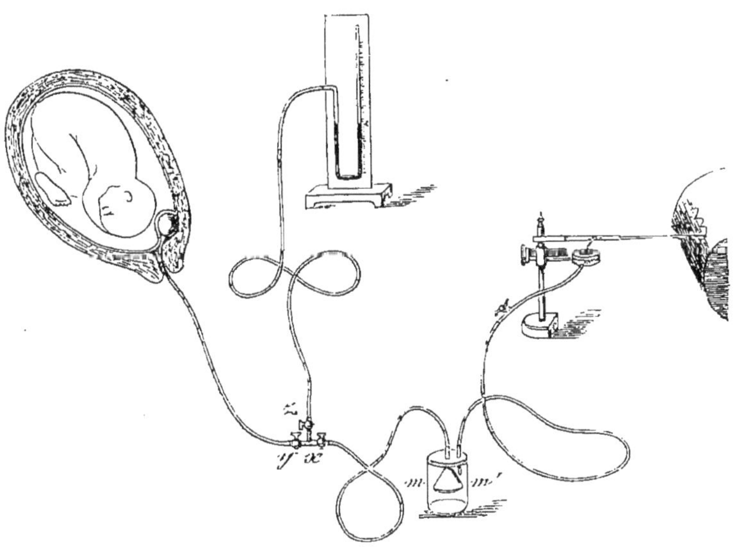

(Fig. 1.) — Disposition de l'appareil.

Le ballon utérin et les tubes, qui le font communiquer avec le manomètre et avec l'entonnoir de l'utéroscope, sont pleins d'eau. L'utéroscope et le tambour à levier sont pleins d'air. On comprend sans peine comment cet appareil fonctionne. Les mouvements de l'utérus se transmettent à la membrane de l'utéroscope par l'intermédiaire de l'eau et à la membrane, qui fait mouvoir le levier, par l'intermédiaire de l'air. La pointe du levier, mise en contact avec le cylindre tournant, décrit un tracé sur le papier enfumé. Comme il s'agit d'enregistrer des mouvements lents, il faut que la vitesse de rotation du cylindre soit peu considérable. Des vitesses de 7 centimètres, de 4 centimètres et de 2 centimètres par demi-minute nous ont paru être les plus favorables pour les expériences sur l'utérus. Mais, comme nous n'avions pas des appareils exactement réglés pour ces vitesses, nous avons indiqué par un trait la vitesse de rotation pour chacun de nos tracés.

II. — *Expériences.*

Le ballon est porté dans la cavité utérine à l'aide du procédé de M. Tarnier pour provoquer l'accouchement prématuré artificiel. Nous n'avons pas à décrire ici ce procédé bien connu. Nous ne ferons que mentionner les modifications que nous y avons apportées pour les besoins de l'expérience.

Nous choisissons un ballon de caoutchouc plus gros que celui de M. Tarnier et dont les parois, flasques et minces, peuvent acquérir le volume d'une sphère de 70 à 80 centimètres cubes sans se distendre notablement. Nous chassons minutieusement tout l'air qu'il contient en y introduisant de l'eau. Nous le plions ensuite sur lui-même, de manière à lui donner la forme d'un cylindre, et nous le fixons sur le conducteur métallique, ainsi que son tube de caoutchouc, à l'aide d'un fil de chanvre. Avant l'introduction du conducteur ainsi armé, nous le faisons tremper dans une solution phéniquée, contenant 5 parties d'acide phénique pour 100 d'eau, afin de ne pas porter dans la matrice des germes infectieux. Lorsque le ballon est parvenu au-dessus du col, entre la paroi utérine et les membranes, nous injectons par le tube de caoutchouc une quantité d'eau tiède, déterminée à l'avance (80 grammes), quantité assez grande pour remplir le ballon sans provoquer l'élasticité de ses parois. En se distendant, le ballon décolle les membranes et se met en contact intime avec ces membranes, d'une part, et la face interne de l'utérus, de l'autre. Comme il a acquis des dimensions beaucoup plus considérables que l'orifice du col, il reste dans la cavité de l'organe quand on retire la sonde conductrice.

A ce moment, la partie opératoire de l'expérience est terminée. La fibre musculaire, irritée par la présence du corps étranger, va bientôt entrer en action.

On adapte alors la douille *y* à l'extrémité du tube qui se rend au ballon et on l'y fixe par une ligature. On remplit exactement d'eau les tubes de caoutchouc qui se rendent, l'un au manomètre à mercure, l'autre à l'entonnoir de l'utéroscope, entonnoir qui est lui-même plein d'eau. Puis on fixe l'autre extrémité de ces tubes sur les douilles z et x (*fig.* 1). Pendant que l'on prend toutes ces dispositions, les robinets x, y et z sont fermés.

La femme mise en observation est couchée dans le décubitus dorsal. Le manomètre, l'utéroscope, le tambour à levier et le cylindre enregistreur sont placés sur une table au pied de son lit.

Bien que l'introduction d'un ballon dans la cavité utérine soit considérée comme une *opération complètement inoffensive pour la mère et l'enfant* (*Traité des accouchem.* de Cazeaux, revu par Tarnier, 8ᵉ édit., p. 1049), bien qu'elle ne soit pas douloureuse, bien qu'elle ait été pratiquée un très grand nombre de fois dans un but thérapeutique et quelquefois dans un but scientifique, toujours sans accident entre des mains expérimentées, tout nous commandait la plus grande réserve. Aussi nous avons voulu faire la plupart de nos observations sur des femmes à bassin vicié, chez lesquelles il était urgent de produire l'accouchement avant le terme. N'est-il pas, en effet, absolument légitime de profiter d'une opération indispensable pour élucider un point obscur de la physiologie ?

Voici, d'ailleurs, l'indication sommaire des faits qui ont servi de base à notre travail.

1er *fait.* — Marie P..., âgée de 30 ans, rachitique, d'une constitution robuste, enceinte pour la septième fois. Les deux premiers accouchements ont eu lieu naturellement au terme de 7 mois.

Le troisième accouchement a nécessité la céphalotripsie.

Le quatrième accouchement a été provoqué par le procédé du ballon à 8 mois. L'enfant mis au monde a vécu 2 mois.

Le cinquième accouchement a été provoqué par le ballon à 7 mois. Il y avait une hydramnios et le fœtus était mort.

Le sixième accouchement est provoqué par le ballon à 7 mois; présentation des pieds, extraction de l'enfant qui meurt pendant l'opération.

Le 8 avril 1879, la septième grossesse est arrivée au terme de 8 mois. Introduction d'un ballon pour provoquer l'accouchement.

A 10 heures du matin, le ballon est mis en communication avec le manomètre et le tambour à levier. Immédiatement après la communication, le manomètre marque 58 millimètres.

Le ballon ne provoque pas de contraction utérine. Dans le milieu du jour, l'expérience ayant été interrompue et la malade s'étant levée, le ballon se rompt dans la cavité utérine et tombe.

Le 9 avril, introduction d'un nouveau ballon, à 9 h. 1/2. Communication avec l'appareil enregistreur et le manomètre qui marque comme la veille 58 millimètres. A 10 h. 45 m. 1re contraction musculaire; à partir de ce moment, les contractions s'établissent et se répètent à des intervalles réguliers.

A 5 h. 1/2 du soir, le col est assez dilaté pour que le ballon s'échappe et tombe dans le vagin.

Dans la nuit du 9 au 10 avril, accouchement naturel d'un enfant qui succombe bientôt.

Suites de couches normales. Sortie 16 jours après l'accouchement.

Il faut noter que, dans cette observation, je me suis servi d'un ballon dont les parois avaient été distendues par l'eau injectée, de sorte que la pression initiale de 58 millimètres est due, pour un tiers environ, à l'élasticité du caoutchouc.

2e *fait.* — Femme multipare, bien conformée, à terme, âgée de 36 ans.

26 mai 1879, début du travail; col à peine effacé.

A 11 heures, introduction d'un ballon qui est mis en communication avec l'appareil enregistreur.

Le 27 mai, accouchement naturel d'un enfant vivant.

Suites de couches normales.

La femme sort le 18 juin avec son enfant qu'elle allaite.

3e *fait.* — Femme R..., âgée de 26 ans, d'une constitution faible. Diamètre antéro-postérieur, 8 centimètres après déduction. Arrivée à 8 mois 1/2 de grossesse.

Un accouchement antérieur a nécessité la céphalotripsie.

Cette femme a séjourné pendant quelques semaines dans un service où plusieurs accouchées ont succombé à la septicémie puerpérale.

Le 14 novembre, introduction d'un ballon qui est mis en communication avec le manomètre et l'appareil enregistreur à 10 h. 40 m. du matin.

Nous prenons des tracés toute la journée.

Le 15 novembre, col effacé, dilatation commençante.

Le 16 novembre, à 4 heures du matin, rupture spontanée de la poche des eaux. A partir de ce moment, les douleurs cessent et le col se referme. A 10 heures du matin, introduction d'un nouveau ballon.

Le 17 novembre, à 9 heures du matin, dilatation presque complète, agitation, absence de contraction, grande fatigue. La tête ne peut s'engager.

Chloroformisation; application du forceps; tractions continues qui n'ont pas dépassé 20 kilogrammes. L'enfant mis au monde est insufflé; il vit pendant une heure et succombe.

Suites de couches compliquées d'accidents graves de septicémie puerpérale à forme typhoïde. Mort le 21 novembre à 8 heures du soir.

Autopsie le 23 novembre. Nous recueillons l'utérus, et nous le pesons. Son poids est de 495 grammes.

4e *fait*. — La nommée F... Joséphine, âgée de 36 ans, rachitique, est d'une bonne santé habituelle. Son bassin mesure 7 centimètres 1/2 de diamètre antéro-postérieur après déduction de l'épaisseur du pubis. La face postérieure de la symphyse pubienne porte une crête osseuse saillante qui augmente encore l'irrégularité du bassin.

Cette femme a déjà eu quatre accouchements et deux fausses couches.

Le premier accouchement eut lieu à terme, le 10 avril 1870. La céphalotripsie fut nécessaire.

Le 18 décembre 1872, nouvel accouchement à terme, céphalotripsie.

En avril 1875, M. Polaillon provoque l'accouchement à 7 mois 1/2 par l'introduction d'un ballon intra-utérin. L'enfant a vécu deux jours.

Le 5 avril 1878, quatrième accouchement provoqué à 7 mois 1/2 par l'introduction d'un ballon dans l'utérus. Présentation du tronc qui nécessite la version. Enfant mort.

Le 28 novembre 1879, cette femme entre à la Pitié dans le service de M. Polaillon. Elle est enceinte d'environ 7 mois 1/2.

Le 4 décembre 1879, à 10 h. 1/4, un ballon est introduit dans la cavité utérine. Il est mis en communication avec le manomètre et l'appareil enregistreur.

A 10 h. 30 m., légère douleur.

Le manomètre marque 48 millimètres de pression intra-utérine constante (dans cette pression il faut faire la part de la distension du caoutchouc).

A 3 heures du soir, les contractions sont très espacées et peu douloureuses.

A 4 heures du soir, interruption de l'expérience. Le ballon reste dans la cavité utérine.

Le 5 décembre, 10 h. 1/2 du matin, le ballon utérin est mis en communication avec le manomètre et l'appareil enregistreur. La pression intra-utérine est de 36 millimètres. Contractions très douloureuses.

A 1 heure du soir, le col est dilaté comme une pièce de un franc. Le ballon est situé au-dessus du col, derrière la symphyse du pubis, dans de bonnes conditions pour transmettre la pression.

A 4 h. 22 m., le ballon est expulsé à travers le col.

Le 6 décembre, 9 heures du matin, la dilatation de l'orifice a environ 6 centimètres de diamètre. La poche des eaux est intacte et bombe à travers l'orifice.

Le 7 décembre, à 9 heures du matin, la dilatation est complète, mais la tête, qui se présente en O. J. G. A., ne peut s'engager dans le détroit supérieur. L'enfant est vivant. Il est nécessaire de terminer l'accouchement par une application de forceps.

M. Polaillon place assez facilement le forceps de Stolz. La tête est saisie suivant son diamètre bipariétal. Des rubans fixés, d'une part, sur les cuillers du forceps, s'attachent, d'autre part, sur un appareil à traction continue muni d'un dynamomètre.

Les tractions continues ont commencé à 9 h. 28 m. du matin. Elles ont été terminées à 9 h. 52 m. par le dégagement de la tête. Pendant ce laps de temps, 25 tractions, variant entre 20 et 35 kilogrammes, ont eu lieu.

L'enfant mis au monde pesait 2,070 grammes. Après avoir été ranimé par l'insufflation, il a vécu jusqu'à 4 heures du soir.

La délivrance a été naturelle.

Les suites de couches ont été normales, et la femme F... sortait de l'hôpital le 31 décembre parfaitement remise.

III. — *Pression intra-utérine. — Ses agents.*

L'expérience étant disposée comme nous l'avons indiqué précédemment, dès qu'on fait communiquer le ballon utérin avec le manomètre et l'appareil enregistreur en ouvrant les robinets x y et z (*fig.* 1), on voit la colonne mercurielle monter dans le manomètre, la membrane de l'utéroscope bomber dans l'intérieur du récipient et le levier du tambour s'élever.

Ces phénomènes indiquent que le contenu de l'utérus est soumis à une pression en l'absence de toute contraction.

Cette *pression initiale* est le produit complexe d'*agents physiques* et *organiques*.

Les premiers sont : 1° la rétraction du ballon de caoutchouc distendu par l'eau ; 2° le poids (positif ou négatif) de la colonne d'eau qui représente la différence de niveau entre le ballon utérin et la surface du mercure dans le manomètre ; 3° le poids (toujours positif) du liquide amniotique qui est au-dessus du ballon.

L'évaluation exacte des deux premiers agents de pression est assez facile. Il n'est pas difficile, non plus, de se faire une idée approximative de l'importance du troisième agent. En effet, la pression du liquide amniotique sur le ballon est égale à la hauteur d'une colonne de liquide amniotique qui s'étendait verticalement entre le ballon et la face interne de l'utérus. Or, la femme étant dans le décubitus dorsal, la hauteur de cette colonne est de 10 à 13 centimètres, c'est-à-dire qu'elle représente à peu près une pression de 1 centimètre de mercure.

Mais, au lieu de chercher à évaluer les agents physiques de la pression, il nous a paru plus simple de les annuler en prenant quelques précautions expérimentales. C'est ainsi que nous avons atténué considérablement la force de rétraction du caoutchouc en employant un ballon, qui puisse acquérir un volume déterminé, sans distension de ses parois. Quant à la pression de la colonne d'eau et de la colonne de liquide amniotique, nous l'avons sensiblement annihilée en plaçant le manomètre de manière à ce que le niveau de la surface mercurielle soit un peu au-dessous de l'ombilic de la femme située dans le décubitus dorsal, c'est-à-dire, de manière à ce qu'il rase le sommet de la colonne de liquide amniotique (voy. *fig.* 1).

Malgré ces précautions, qui anéantissent sensiblement l'influence des agents physiques, nous restons encore en présence d'une pression qui a été, dans nos expériences, de 30 à 40 milimètres de mercure, et que nous admettons être 35 millimètres en moyenne. Cette pression dépend de l'organisme et se compose de deux éléments : la *pression des parois abdominales*, et la *pression des parois utérines*.

La valeur de la *pression intra-abdominale* chez la femme enceinte à terme est complètement inconnue. L'expérience qu'il faudrait faire pour la mesurer exactement, n'est pas possible sur l'être humain. Mais l'observation de certains faits nous a conduit à conclure qu'elle est faible et bien inférieure à 35 millimètres de mercure. — Lorsqu'on ouvre le ventre, sur la ligne médiane, pour l'opération césarienne ou pour l'ablation d'un kyste ovarien d'un volume à peu près égale à celui d'une matrice à terme, on voit les lèvres de la plaie s'écarter un peu, et, si la patiente ne fait pas de mouvements, tous les viscères restent en place sans avoir la moindre tendance à faire irruption au dehors. — Lorsque, avant d'agrandir l'incision nécessaire pour ces opérations, on introduit le doigt dans la cavité péritonéale, dans un but d'exploration, par une ouverture juste suffisante pour lui livrer passage, ce doigt ne subit aucune compression sensible. — Enfin, et cette observation nous paraît décisive, lorsqu'on ponctionne une ascite qui a distendu lentement les parois abdominales, à la manière de la grossesse, et lorsqu'on met le trocart en communication avec un tube de verre tenu verticalement au-dessus de l'abdomen, on voit la sérosité monter à une hauteur qui exprime la valeur de la pression cherchée. La hauteur de la colonne de sérosité, au-dessus du niveau de la matité, est étonnamment faible, si la patiente est dans l'immobilité. Elle a varié, selon les cas, entre 8 et 13 centimètres, représentant ainsi une pression moindre que 1 centimètre de mercure. Or, rien n'autorise à penser que la *pression intra-abdominale* à la fin de la grossesse soit supérieure à la *pression intra-abdominale* dans le cas d'un épanchement ascitique d'égal volume; et en admettant que ces deux pressions ont une valeur semblable, d'environ 1 centimètre de mercure, nous nous approchons autant que possible de la vérité.

La *pression intra-abdominale* n'est donc qu'une partie de la force qui fait équilibre à 35 millimètres de mercure ; elle n'en est même qu'un peu moins du tiers, d'après l'évaluation précédente. L'autre partie, qui représente plus des deux tiers de cette force, dépend, comme nous l'avons déjà annoncé, de la *pression des parois utérines*.

Comme les autres muscles, le muscle utérin possède, à l'état de repos, deux propriétés importantes qui sont la *tonicité* et l'*élasticité*. La première, en racourcissant les fibres lisses, indépendamment de toute contraction, et la seconde, en luttant sans cesse contre la distension produite par le développement de l'œuf, constituent deux forces, qui agissent dans le même sens, et qui sont les causes prochaines de la pression propre aux parois de l'utérus.

L'expérimentation a séparé ces deux forces dans les muscles de la vie animale, mais elle n'a pu arriver au même résultat pour les muscles de la vie végétative. Nos expériences démontrent leur existence dans le muscle utérin. Elles donnent même une évaluation totale de leur action combinée, mais elles sont impuissantes à distinguer la part d'influence qui revient à chacune d'elles. Aussi nous sommes obligés de les considérer, dans ce mémoire, comme une seule et même force, et de les confondre sous le nom de *tonus musculaire ou tonicité de la matrice.*

La puissance de la *tonicité* est invariable pour le même utérus et pour le même degré de développement musculaire. Mais elle est variable avec les individus et avec l'époque de la grossesse. Au terme de celle-ci elle acquiert son summum d'intensité.

La *tonicité* des fibres musculaires du corps a pour antagoniste la *tonicité* des fibres musculaires du col. Celle-ci sert à maintenir l'occlusion de l'orifice. Celle-là sert à tendre les parois de la chambre d'incubation.

Cette tension a plusieurs usages : — Elle protège l'œuf, comme nous le démontrerons bientôt (p. 21). — Elle favorise la contraction, en donnant aux fibres lisses une brièveté et une rigidité permanentes qui les préparent à subir, sans perte ni de temps ni de force, tout l'effet du raccourcissement quand le muscle entrera en action. Elle joue le même rôle, pour me servir d'une comparaison, que la tension de la vapeur dans une machine qui va se mettre en mouvement. — Elle ajoute son action à la contraction pour compléter l'ouverture de l'orifice et pour expulser le fœtus. — Plus tard, lorsque la naissance et la délivrance ont eu lieu, la rétractilité des parois est indispensable pour permettre à l'utérus de revenir sur lui-même et d'effacer la cavité où s'est développé l'embryon.

En résumé, la *pression intra-utérine* s'explique par la tonicité et l'élasticité des muscles qui forment les parois de l'utérus et celles de l'abdomen. Elle a une valeur constante chez le même sujet, et la colonne mercurielle, qu'elle soulève, reste immobile, pourvu que la situation du manomètre ne change pas et que l'eau qui remplit l'appareil n'éprouve aucune déperdition.

IV. — *Mouvements intra-utérins.*

Après avoir démontré l'existence d'une pression intra-utérine pendant le repos de l'utérus et des muscles abdominaux, nous arrivons à l'étude des *mouvements* produits par la contraction de ces organes.

Tout mouvement, qui augmentera la pression sur le ballon explorateur, aura pour conséquence une ascension manométrique et une courbe sur le cylindre enregistreur ; et lorsque le mouvement aura cessé, manomètre et levier reviendront à leur position première. La pression nouvelle, résultat du mouvement, se surajoute à la pression intra-utérine déjà existante. Comme cette dernière est une quantité invariable, nous la négligerons dans l'étude spéciale des contractions.

Les mouvements, dont l'utérus est le siège, sont de deux espèces : les uns dépendent de son action propre, les autres sont communiqués par les muscles voisins ou par une pression artificielle sur l'abdomen.

Ces *mouvements communiqués* ou *accessoires* donnent lieu à des courbes diverses, qui compliquent le graphique de la contraction utérine. Leur étude doit donc précéder celle de la contraction. Elle nous fournira, d'ailleurs, l'occasion de constater plusieurs faits qui intéressent non seulement la physiologie de l'utérus, mais encore la physiologie de la respiration.

Mouvements accessoires.

Ils sont *extrinsèques* ou *intrinsèques*. Les premiers sont dus à la respiration, à l'action de tousser, de rire, de se moucher, de faire un effort quelconque. Les seconds sont dus aux mouvements actifs du fœtus.

Mouvements respiratoires. — La respiration s'accomplissant, chez la femme, surtout par le soulèvement des côtes supérieures, les mouvements de cette fonction ont peu de retentissement sur les organes de l'abdomen. C'est là une des raisons qui expliquent pourquoi la respiration ordinaire et tranquille fait à peine sentir son influence dans la cavité utérine. L'inspiration produit une ligne ascendante oblique, l'expiration une ligne descendante semblable, et la succession des mouvements respiratoires donne lieu à une ligne onduleuse dont les courbes, très peu élevées, échappent à l'interprétation. Tel est l'aspect habituel du tracé de la respiration dans l'utérus (*fig.* 2).

Mais ce tracé présente quelquefois des variétés. Dans une de nos expériences, la vitesse de rotation du cylindre étant plus rapide, le tracé montre que l'ondulation respiratoire présente à son sommet un plateau horizontal ou légère-

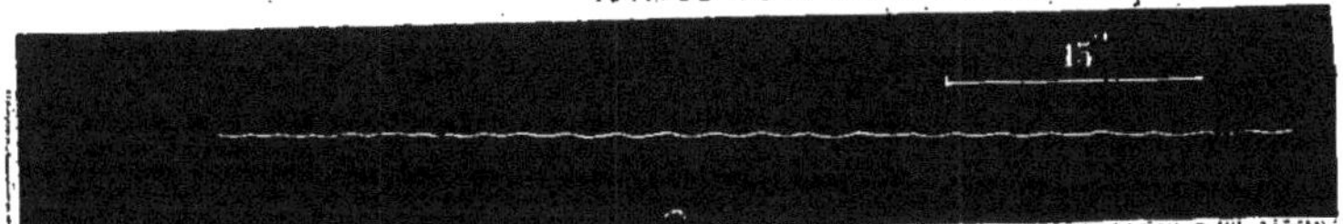

Fig. 2. — Respiration normale. Ballon dans l'utérus. Attitude demi assise.

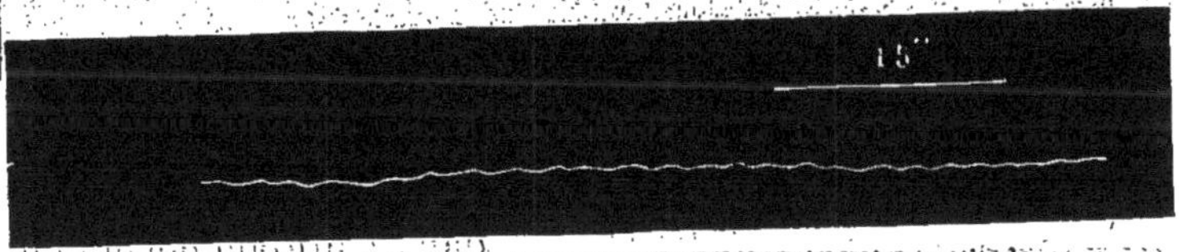

Fig. 3. — Respiration normale. Ballon dans le vagin. Même attitude.

ment incliné du côté de l'expiration, et que les ondulations sont séparées les unes des autres par une ligne droite (*fig.* 4). Ces particularités prouvent qu'il peut y avoir, bien qu'on l'ait nié dans ces derniers temps, un repos intermédiaire entre l'inspiration et l'expiration, et une pause respiratoire entre les respirations successives.

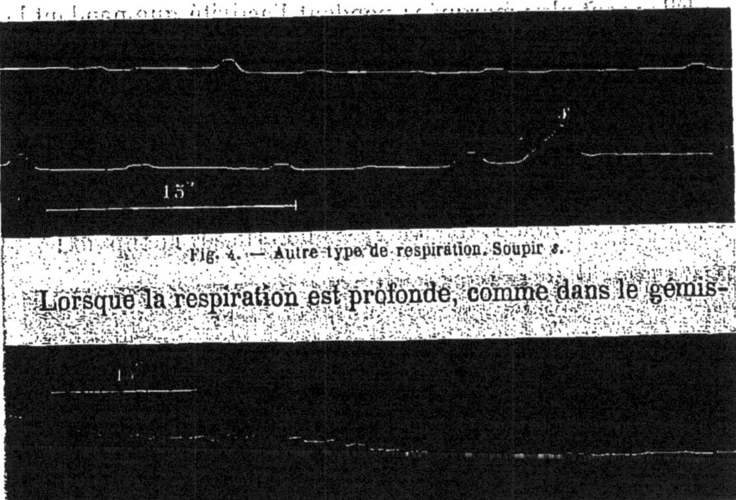

Fig. 4. — Autre type de respiration. Soupir *s*.

Lorsque la respiration est profonde, comme dans le gémis-

Fig. 5. — Respiration pendant le gémissement à la fin d'une douleur.

sement (*fig.* 5), le soupir (*fig.* 4 et *fig.* 6, *s*), l'essoufflement (*fig.* 7), la courbe est plus élevée, par suite de la longueur des lignes ascendante et descendante, et le plateau supérieur n'existe pas ou devient très court.

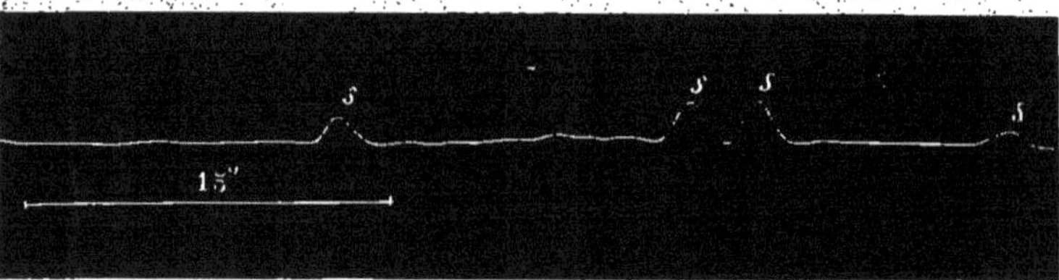

Fig. 6. — Respiration pendant le soupir *sss*.

Les ondulations respiratoires se montrent principalement dans l'attitude debout ou assise. Elles deviennent imperceptibles lorsque la femme est couchée horizontalement sur le dos ; et si la femme s'endort dans cette position, le tracé ne présente plus qu'une ligne droite.

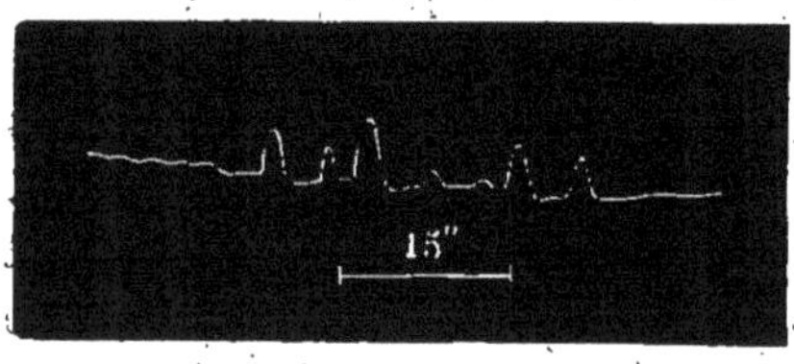

Fig. 7. — Respiration pendant l'essoufflement.

Elles sont plus marquées pendant l'activité que pendant le repos de l'utérus. Ainsi, lorsque la femme est parfaitement calme, le style décrit sur le papier une ligne à peine sinueuse; mais une contraction survient-elle, aussitôt les courbes apparaissent, persistent pendant l'activité du muscle et déclinent après elle (*fig.* 8).

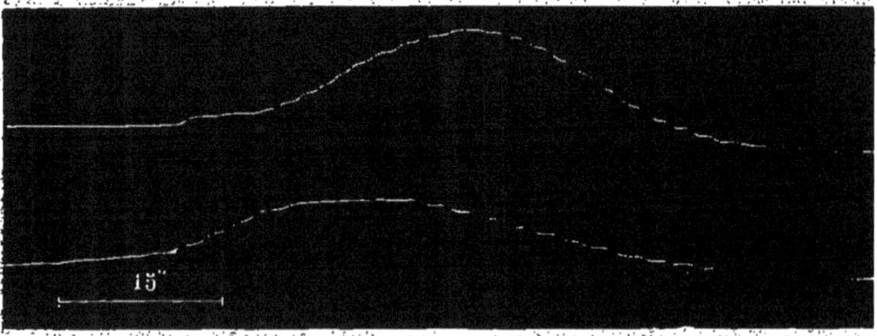

Fig. 8. — Respiration pendant les contractions faibles.

Ce phénomène nous paraît tenir à ce que l'utérus se soulève

légèrement d'arrière en avant pendant la contraction, et vient s'appuyer contre des parois et des organes, qui sont mis en mouvement par la dilatation ou l'affaissement de la cage thoracique.

Mais, lorsque la contraction devient énergique, les oscillations respiratoires diminuent ou disparaissent (*fig.* 18, 19 et 21). On les observe encore au début et à la fin de la contraction, mais à mesure que la tension musculaire des parois arrive à son apogée, il est difficile ou impossible de les distinguer. D'après les expériences de MM. Legros et Onimus (*Journal d'anatomie,* 1869; p. 40), un phénomène absolument semblable se passe dans l'intestin : la respiration a beaucoup moins d'effet pendant la contraction que pendant le relâchement de cet organe, et elle n'a plus aucun effet, lorsque la contraction devient spasmodique.

Les mouvements du diaphragme sont la cause évidente des ondulations respiratoires. En s'abaissant, pendant l'inspiration, il augmente la pression intra-abdominale et par suite la pression intra-utérine. En remontant vers la poitrine, pendant l'expiration, il produit un effet inverse.

Plus les mouvements du diaphragme sont étendus, plus la pression intra-utérine est considérable. Elle varie entre 1/2, 1 et 2 centimètres d'eau (1/2 millimètre à $1^{mm},5$ de mercure) dans la respiration calme, mais elle monte à plusieurs centimètres de mercure pendant l'action de tousser (*fig.* 9 *et* 10), de se moucher (*fig.* 11), de rire.

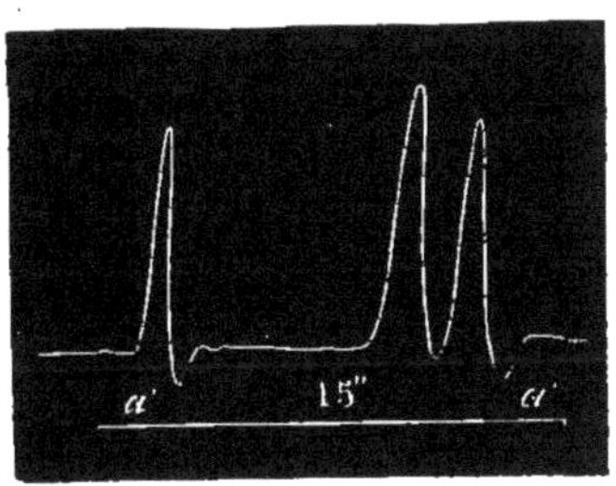

Fig. 9. — Toux.

Bien que nous ayons affaire au type costo-supérieur, l'inspiration ne produit jamais une pression négative, c'est-à-dire, une aspiration vers la poitrine, comme cela s'observe chez certains animaux, tels que le chien, qui respire par les mouvements du thorax. L'inspiration se traduit toujours, chez la femme, par une ligne ascendante, ou par une augmentation de pression, et l'effet est constamment le même dans les inspirations les plus profondes.

Dans l'expiration ordinaire, la ligne descendante exprime que la pression diminue à mesure que les parties du thorax

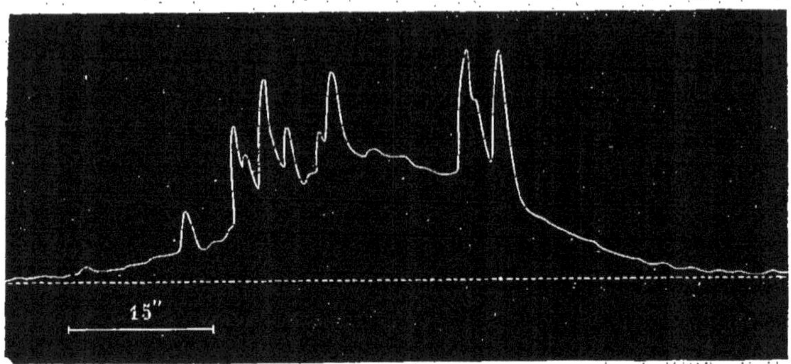

Fig. 10. — Accès de toux. Le sommet des courbes représente une pression de 88 mill., de 96 mill. et de 104 mill. de mercure.

reviennent à leur position primitive par le seul effet de leur élasticité. Mais dans l'expiration violente qui est nécessaire pour crier, tousser, éternuer, les muscles expirateurs peuvent resserrer la poitrine plus que ne le fait une expiration ordinaire. La ligne de l'expiration descendra alors au-dessous de la ligne de l'inspiration, comme on le voit dans la figure 9; et, lorsque la compression produite par les muscles expirateurs aura cessé, le thorax reviendra à ses dimensions normales par son élasticité propre. C'est ainsi que s'expliquent les crochets *a a'* de la figure 9.

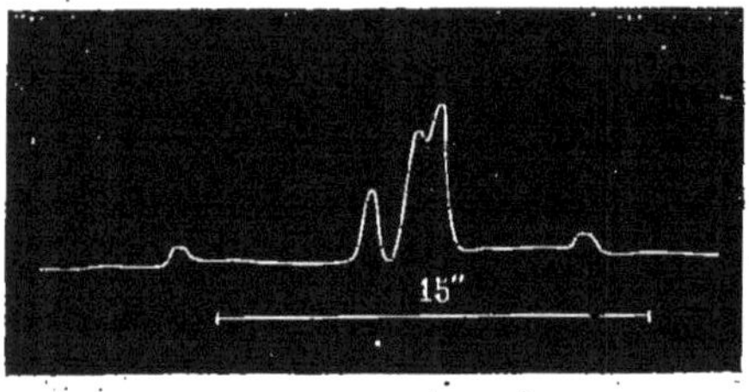

Fig. 11. — Action de se moucher.

Les *efforts légers*, tels que ceux qui consistent à soulever les bras pour saisir un objet, à parler, à changer d'attitude pour s'asseoir ou se mettre à genoux, etc., produisent tous une augmentation de la pression intra-utérine (*fig.* 12).

L'*effort puissant* qui consiste à pousser, comme pour aller à la garde-robe, et à maintenir cet effort pendant quelque temps, produit une pression dont le tracé est représenté par la figure 13 qui montre de quel secours une pareille force doit être pour l'expulsion du fœtus.

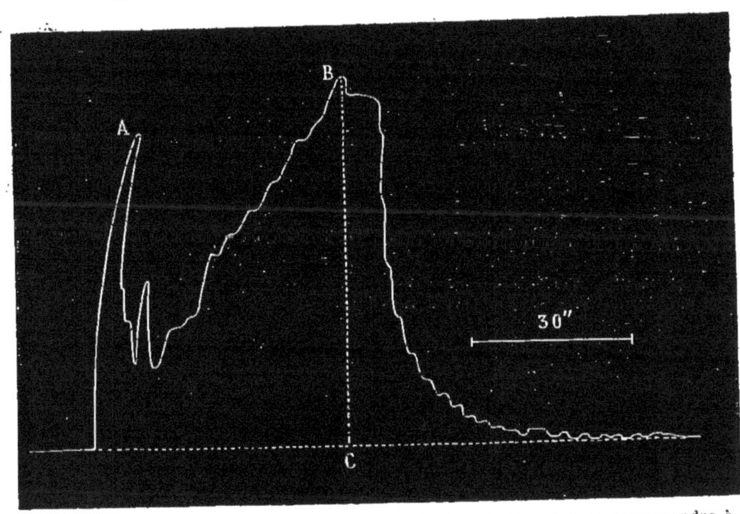

Fig. 12. — A Tracé du mouvement pour s'asseoir; B mouvement pour se suspendre à la corde du lit. B C équivaut à une pression de 80 mill. de mercure.

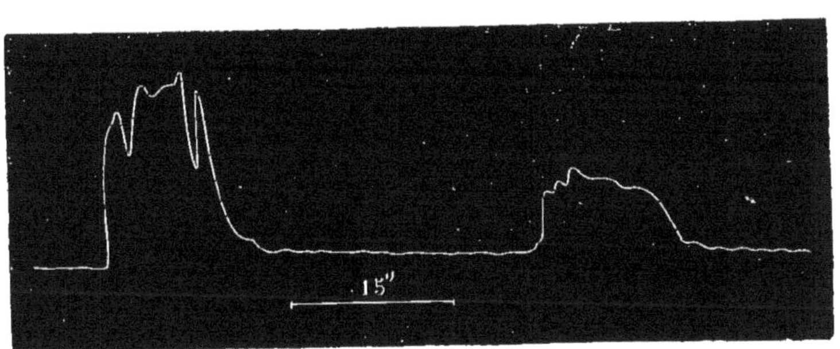

Fig. 13. — Efforts pour pousser produisant pression de 58 millimètres et de 34 millimètres de mercure.

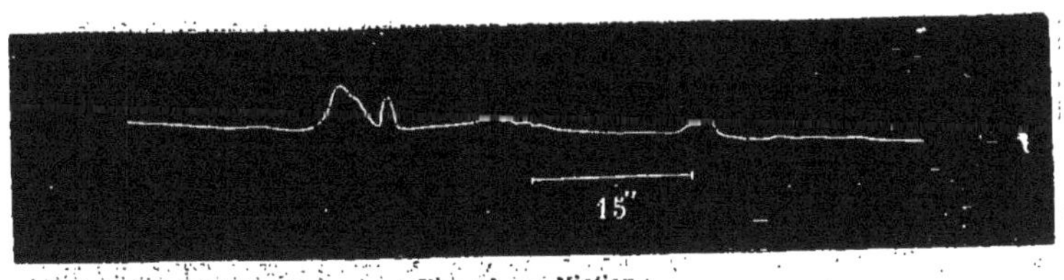

Fig. 14. — Miction.

L'*excrétion* des urines (*fig.* 14) et des matières fécales (*fig.* 15) nécessitent encore des efforts qui ont leur retentissement dans la cavité utérine.

Fig. 15. — Défécation.

Battements du cœur; battements artériels.— Nous n'avons jamais rencontré sur nos nombreux tracés des ondulations, même très faibles, qui fussent synchrones aux battements du cœur de la mère. L'estomac et les anses intestinales amortissent tellement le choc du cœur qu'il n'existe plus dans l'utérus.

On rencontre quelquefois, au niveau du col, des artères assez volumineuses pour donner sous la pression du doigt une pulsation aussi forte que celle de la radiale. Si le ballon se trouvait accidentellement placé sur ces artères anormales, il pourrait traduire leurs battements par des courbes isochrones avec le pouls maternel. Il est utile d'être prévenu de la possibilité de ce phénomène, bien que nous n'ayons jamais observé, dans nos expériences, quoique ce fût qui pût être interprété comme une pulsation artérielle.

Compressions extérieures. — La pression de la main, appuyée sur les parois de l'abdomen, se transmet au contenu de l'utérus et se traduit sur le graphique par une ligne onduleuse informe, qui monte et descend selon que la pression augmente ou diminue (*fig.* 16 et 17). Il en est de même de

Fig. 16. — Pression sur l'abdomen.

toutes les pressions extérieures, quelle qu'en soit l'origine.

Nous devons signaler ici un fait dont l'importance n'échappera à personne : c'est que les mouvements agissent avec une intensité différente dans la cavité vaginale et dans l'utérus. Lorsque, toutes choses étant égales d'ailleurs, le ballon explorateur est placé dans le fond du vagin, au lieu d'être placé dans l'utérus, la même action de tousser, de se moucher, produit des courbes, dont l'amplitude est beaucoup plus grande dans le premier que dans le second cas. Les ondulations respiratoires sont aussi plus élevées, comme on peut le constater en comparant les figures 2 et 3. L'augmentation de l'amplitude du tracé et, par suite, l'augmentation de la pression nous a paru être d'un tiers en moyenne. Comme il est vraisemblable que ce qui existe pour le vagin, existe aussi pour la cavité abdominale, on peut conclure que les *pressions sont moins intenses dans l'utérus qu'autour de lui.*

Toutefois, cette proposition n'est vraie qu'à la condition que l'utérus soit fermé et que la pression ait une courte durée.

Si l'orifice est ouvert, si la cavité de l'utérus se confond avec celle du vagin, les pressions seront forcément égales dans la première et dans la seconde. Mais, dans le cas contraire, l'utérus forme un tout isolé et mobile dans l'intérieur du ventre. Les mouvements, qui se passent autour de lui, épuisent une partie de leur force à mouvoir sa masse ; et leur action vient encore s'amortir contre l'élasticité de ses parois. Il est donc exact de dire que l'utérus protège l'œuf contre les secousses de la toux, du rire, de l'éternuement, etc., contre les ébranlements de la locomotion et contre les chocs extérieurs.

Mais pour que cette protection soit efficace, il faut que les pressions aient une durée éphémère. Dès que la déperdition de force, due à la mobilité de la matrice et à l'élasticité de ses parois, est compensée par la durée de la pression, celle-ci se transmet intégralement de l'extérieur à l'intérieur de l'utérus.

Toutes les pressions, passagères ou continues, contribuent à expulser le fruit, lorsque l'orifice est dilaté. Ce fait peut trouver dans l'art obstétrical une application utile.

Certains peuples ont pour usage de comprimer artificiellement l'abdomen pour faciliter l'accouchement. Ces manœuvres barbares ne sauraient être imitées. Mais ne serait-il pas possible de hâter la parturition en entourant le ventre avec une bande de caoutchouc méthodiquement serrée? De nombreuses observations, encore inédites, nous permettent de répondre par l'affirmative.

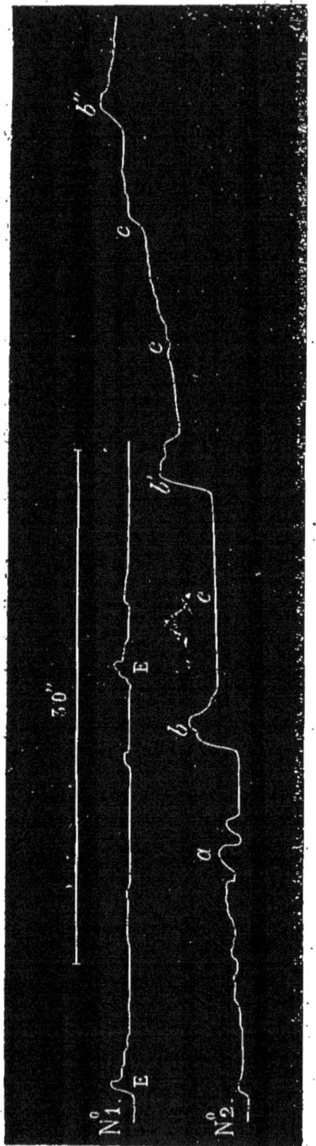

Fig. 17. — Mouvements du fœtus, n° 1 EE en l'absence de la contraction et n° 2 b b' b'' pendant une contraction.

Mouvements intrinsèques dépendant du fœtus. — Les mouvements du fœtus se traduisent sur les tracés par des lignes brisées, obliques ou courbes, informes, dont l'élévation et l'étendue donnent une idée de leur intensité et de leur durée.

Il y a donc là une cause éventuel qui peut troubler le graphique.

A l'appui de ce que nous avançons, nous donnons la figure 17. Elle montre en *a* une compression légère du ventre avec la main. Cette compression réveille et irrite le fœtus qui se remue en *b*. Sur ces entrefaites l'utérus se contracte en *c*. L'enfant continue à se remuer en *b'* et *b''*. De sorte que la contraction utérine se traduit par une ligne ascendante irrégulière, précisément parce que le fœtus remue.

Si le cordon se trouvait comprimé entre le ballon et le tronc du fœtus, le tracé pourrait représenter les pulsations des vaisseaux ombilicaux. Mais cette condition ne s'est jamais réalisée dans nos expériences.

V. *Mouvements propres de l'utérus.*

En passant du repos à l'état d'activité, le muscle utérin trace une ligne oblique ascendante ; et en faisant retour vers l'état de repos par la cessation de son activité, il décrit une ligne semblable mais descendante (*fig.* 18 et 19). Ces deux lignes sont reliées entre elles par une courbe, qui établit une transition insensible entre le mouvement qui augmente et celui qui décroit. Plus rarement, au lieu d'une courbe intermédiaire, on observe un court plateau. Le point le plus élevé de la courbe ou du plateau est l'apogée de la contraction.

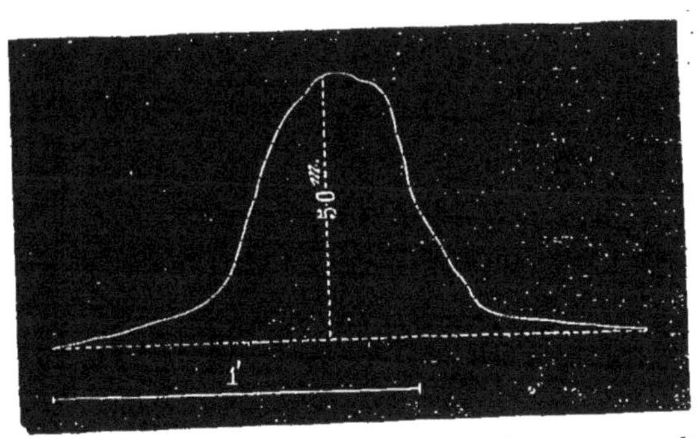

Fig. 18. — Forme de la contraction utérine ; 50 millimètres de mercure de pression.

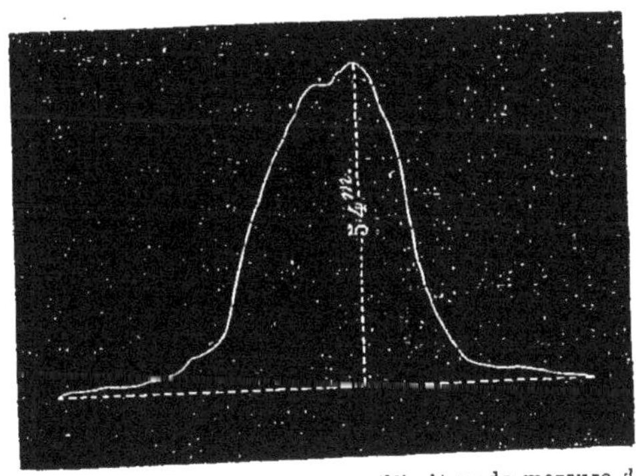

Fig. 19. — Autre contraction utérine ; 54 millimètres de mercure de pression.

En se succédant à intervalles réguliers, les contractions

ressemblent à des ondes, séparées par des lignes horizontales, qui sont les repos de l'organe. Leur ensemble forme donc un rhythme comparable au rhythme des contractions du cœur. Mais, tandis que dans le cœur les mouvements sont rapides et saccadés, dans l'utérus tout est lent et uniforme.

Il arrive quelquefois que deux contractions empiètent l'une sur l'autre, de telle sorte qu'une nouvelle onde se produit avant que la ligne descendante de la première n'ait achevé sa course. Mais ces *contractions doubles* sont tout à fait exceptionnelles (*fig.* 20).

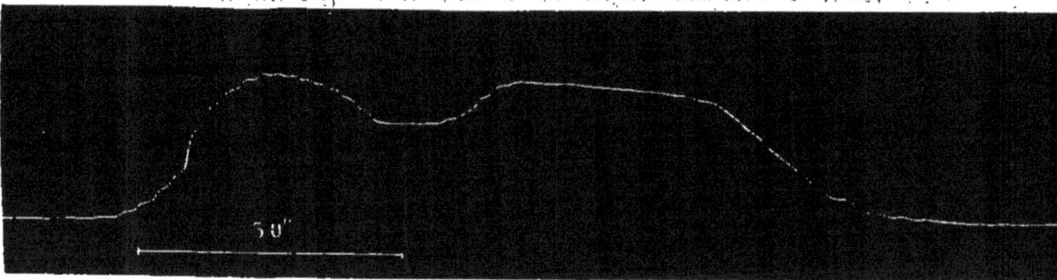

Fig. 20. — Contraction double.

Avant d'aller plus loin, nous devons avertir que les tracés obtenus par le levier enregistreur ne donnent pas la forme réelle de la contraction musculaire. La courbe qui représente cette contraction, subit toujours, comme M. Marey l'a démontré à propos des muscles striés (*Journal d'anatomie*, 1866, t. III, p. 231), une certaine déformation qui incline vers la droite les parties supérieures du dessin. Cette déformation tient à ce que la pointe du levier « ne se meut pas suivant une ligne verticale, mais décrit un arc de cercle dont le rayon est donné par la longueur même du levier. Soit *a* l'origine de la courbe (*fig.* 21). Si le cylindre était immobile et que le levier s'élevât jusqu'au niveau du maximum *b*, il décrirait, non pas la verticale qui part du point *a*, mais l'arc de cercle qui se détache du même point. Plus le levier s'élèverait, plus il s'écarterait de la verticale pour se porter sur la droite. Or, pendant que le cylindre tourne, le levier décrit toujours le même arc et déforme le tracé en déviant chaque point de la courbe sur la droite, et cela d'autant plus fortement que le levier s'élève plus haut. »

Voici comment il faut corriger l'erreur précédente, d'après M. Marey : « Étant donné la longueur du levier et avec cette longueur pour rayon, on trace un arc de cercle dont le centre

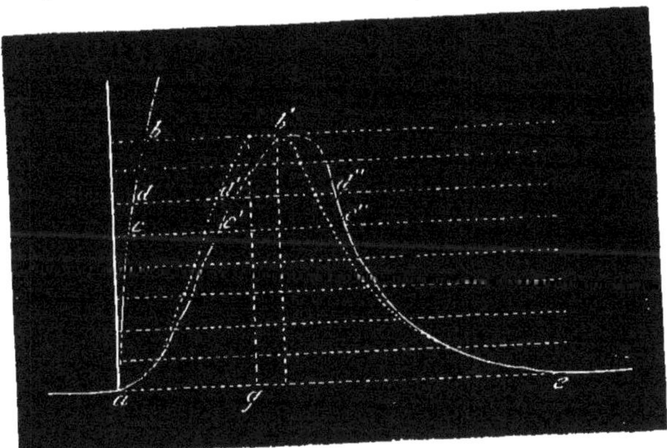

Fig. 21. — Correction de la déformation de l'onde musculaire.

serait sur la ligne des abcisses prolongée et qui s'élèverait du point *a*, origine de la courbe (*fig.* 21). Menons parallèlement à la ligne des abcisses autant de droites que nous voudrons ; chacune d'elles coupe à la fois la verticale, l'arc de cercle et la courbe tracée par le muscle ; cette dernière est même coupée en deux points par chaque ligne horizontale, Or, les points coupés par chacune de ces lignes sont tous situés à la même hauteur et auront tous subi une déviation semblable ; il faudra donc tous les ramener vers la gauche d'une même quantité. Cette quantité sera indiquée pour chaque point par la distance qui sépare, à ce même niveau, l'arc de cercle et la verticale. Ainsi les points *c'c''* devront être reportés sur la gauche d'une longueur égale à *ac ;* les points *d'd''*, d'une longueur égale à *ad ;* le sommet *b'* d'une longueur égale à *ab*. En effectuant cette correction pour un grand nombre de points de la courbe, on obtiendra une courbe nouvelle qui représentera plus fidèlement les mouvements musculaires. »

Il faut donc savoir, quand on étudie les ondes de la contraction utérine, que leur sommet doit être reporté vers la gauche d'une quantité indiquée par la correction précédente. On arrive ainsi à reconnaître, ce qui est loin d'être toujours évident par l'examen des tracés (voy. *fig.* 18 et 19), que la ligne ascendante est plus courte que la ligne descendante. D'où il résulte que la durée de l'activité du muscle représente un temps moins long que le retour de ce même muscle à l'état de repos.

Le graphique des contractions utérines offre ordinairement des irrégularités nombreuses, qui ressemblent, au premier abord, aux secousses musculaires d'un muscle strié que l'on tétanise. Mais ce n'est là qu'une illusion. Toutes ces irrégularités sont dues aux mouvements accessoires étudiés plus haut. En effet, il est facile de démontrer en comptant les respirations de la femme que les petites ondulations sont synchrones avec elles (*fig.* 2); que si la femme parle, gémit (*fig.* 22) ou crie (*fig.* 23), que si elle se remue (*fig.* 24), il se produit immédiatement des courbes accessoires qui se surajoutent à l'onde de la contraction.

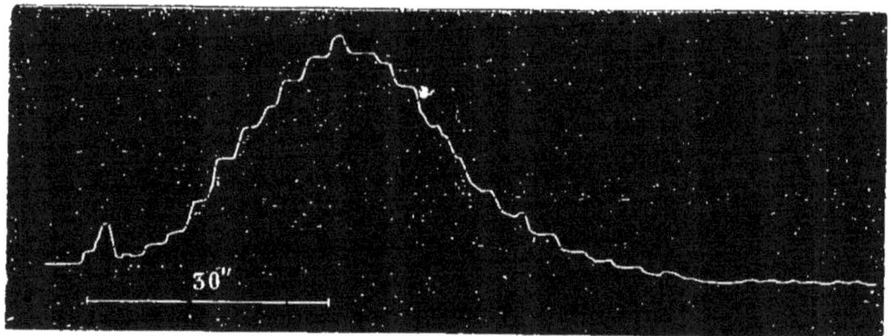

Fig. 22. — Gémissement et respiration profonde pendant la contraction.

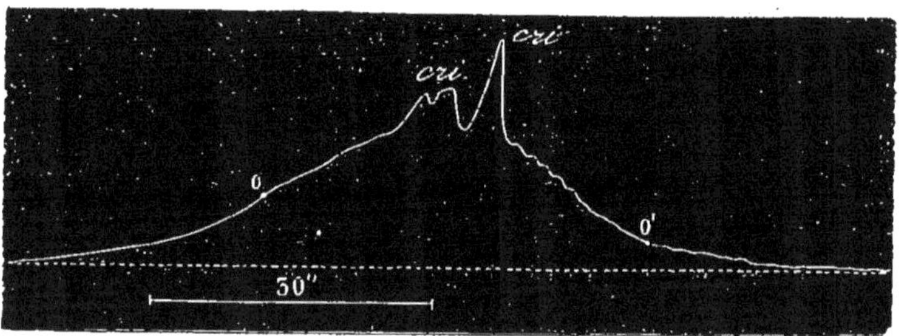

Fig. 23. — Cri pendant la contraction; *o* commencement de la douleur; *o'* fin de la douleur.

Enfin si une pression extérieure s'exerce sur le ventre, si l'enfant se meut dans le sein maternel, le levier se dévie aussitôt et trouble le tracé. De là, des lignes tortueuses et des figures bizarres, tout à fait étrangères au dessin de l'action musculaire.

Mais, quand on fait abstraction de ces déformations, on reconnaît que la contraction utérine trace toujours des lignes simples et régulières, semblables aux lignes des contractions de l'intestin, du rectum et de la vessie observées chez les animaux. Le graphique de la contraction chez une femme qui reste immobile dans le décubitus dorsal est une preuve de ce que j'avance (*fig.* 25). Comme, dans ces conditions, il n'y a plus de cause de déviation, le tracé est uniforme et sans aspérités.

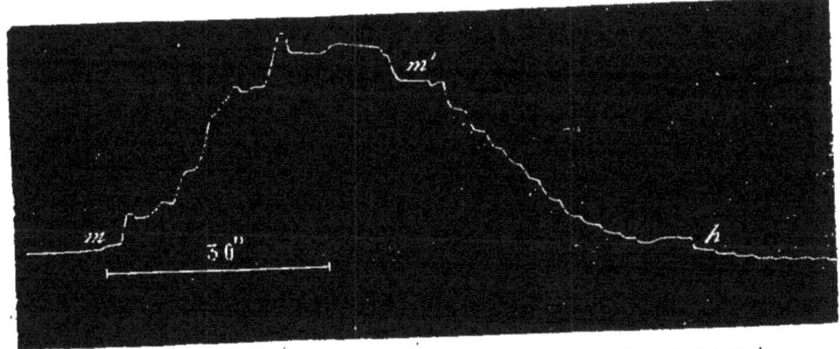

Fig. 24. — Mouvements de la femme de *m* en *m'*; respiration de *m'* en *h*.

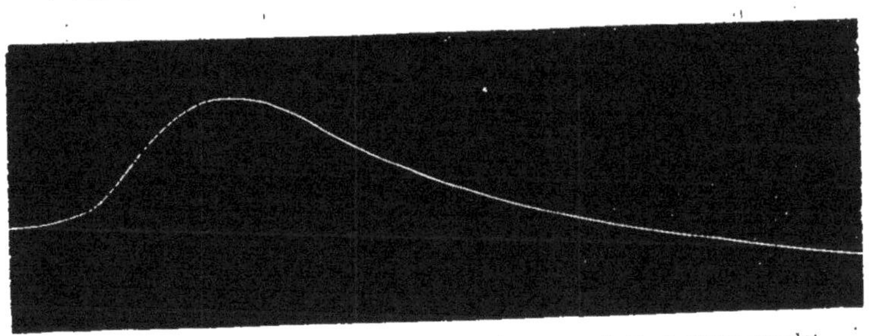

Fig. 25. — Type de la contraction lorsque la femme est dans un repos complet.

Deux phénomènes principaux caractérisent la contraction de la matrice, ce sont la *lenteur* et la *douleur*.

Tandis que le duodénum se contracte jusqu'à 18 fois par minute, que le cœcum se contracte 11 à 12 fois et le rectum 3 ou 4 fois (Legros et Onimus, *loc. cit.*, p. 47 et 48), l'utérus n'entre en activité qu'à plusieurs minutes d'intervalle et son action dure plus d'une minute.

La méthode graphique est éminemment propre à fournir une notion exacte sur le temps de la contraction, puisqu'elle donne le moment, inappréciable à nos sens, où le tracé s'élève au-dessus de la ligne des abcisses et celui où il vient rejoindre cette ligne. En mesurant la distance de ces deux points et en calculant le temps employé à la parcourir pour une série de dix contractions dans deux expériences différentes (tableaux I et II), nous en avons déduit la *durée totale moyenne d'une contraction*. Cette durée est de 106 secondes. Par conséquent, elle est notablement plus longue qu'on ne l'indique dans les livres classiques.

Il nous a semblé, en outre, qu'il n'y avait aucun rapport entre la durée et l'intensité de la contraction.

Il était important de savoir encore quelle est la durée de la période d'activité du muscle, ou période ascendante de la courbe. Nous l'avons mesurée pour dix contractions de l'expérience 3, Tableau I, en ayant soin de faire la correction de la déformation due au levier. Nous avons trouvé que cette durée est en moyenne de 37″ 9 pour une durée totale de la contraction de 98″8 (*fig.* 21 *ag*). Par conséquent la durée de la période croissante de la contraction représente seulement la moitié de la durée de sa période décroissante (*ge*. *fig.* 21).

TABLEAU I.

TABLEAU I.

Expérience 3e. — Contractions de la période de dilatation. — Longueur du levier, 7 centimètres.

Nos	HAUTEUR de la courbe sans déduction de la pression intra-utérine.	DURÉE TOTALE de la contraction.	DURÉE de la période d'activité.
	millim. de mercure.	m. s.	secondes.
1	106	1 43	47
2	114	1 37	37
3	114	1 39	33
4	110	2 02	39
5	122	1 58	37
6	106	1 33	42
7	116	1 28	24
8	66	1 20	36
9	110	1 20	32
10	110	1 48	52
	TOTAL.......	988 secondes	379 secondes

La lenteur de la contraction utérine soulève la question de savoir si elle est le résultat d'une série de secousses musculaires, ou une seule secousse. La forme du tracé, si régulière et si nette, en l'absence des causes de pertubation, nous fait pencher vers cette dernière opinion. Pour la démontrer, il faudrait faire, pour l'utérus, une expérience analogue à celle que M. Marey a faite pour le cœur. Ce physiologiste a reconnu que la systole cardiaque n'était qu'une simple secousse, parce qu'elle induit une seule secousse, et non une contraction tétanique, dans la patte d'une grenouille dont le nerf est mis en contact avec le cœur. L'utérus agit-il comme le cœur sur les muscles de la grenouille? Jusqu'à présent nous n'avons pas réalisé les expériences qui pouraient nous permettre de donner une réponse péremptoire.

Peu de temps après l'introduction du ballon explorateur, l'utérus se met en mouvement. Dans l'observation 3, l'action musculaire a commencé au bout de cinq minutes. Les premières contractions sont complètement indolores et très variables en force et en durée.

La propriété de provoquer la *douleur* n'est donc pas inséparable de l'action musculaire. Elle se développe sous l'influence de cette action ; mais elle n'a jamais une durée aussi longue. Ce fait, que l'observation clinique a appris depuis longtemps, trouve une démonstration évidente sur les graphiques. A mesure que le levier traçait la courbe de la contraction, nous marquions par un trait le point où commençait et celui où finissait la douleur (*oo'* *fig.* 23 et 26). Nous avons pu ainsi établir un rapport entre la durée de la douleur et la durée de la contraction.

TABLEAU II.

Rapport de la durée de la douleur à la durée de la contraction.

Expérience 4me. — 5 décembre 1879. — Longueur du levier, 12 centimètres.

Nos	DURÉE de la contraction.	DURÉE de la douleur.	INTERVALLE entre le commencement de la contracture et le commencement de la douleur.	INTERVALLE entre la fin de la douleur et la fin de la contraction.
	secondes.	secondes.	secondes.	secondes.
1	76	46	20	10
2	80	39	19	22
3	71	33	16	22
4	77	36	24	17
5	93	53	22	18
6	147	74	45	28
7	145	67	40	38
8	154	63	51	40
9	139	65	30	44
10	132	55	55	42
TOTAL..	1134	531	322	281

En prenant la moyenne des dix contractions, relevées dans

le tableau II, on voit qu'une contraction dont la durée totale est de 113″ 4, donne lieu à une douleur qui dure 53″ 1, ce qui revient à dire que la douleur est environ moitié moins longue que la contraction.

La douleur ne se fait sentir que 32″2 après le début de la

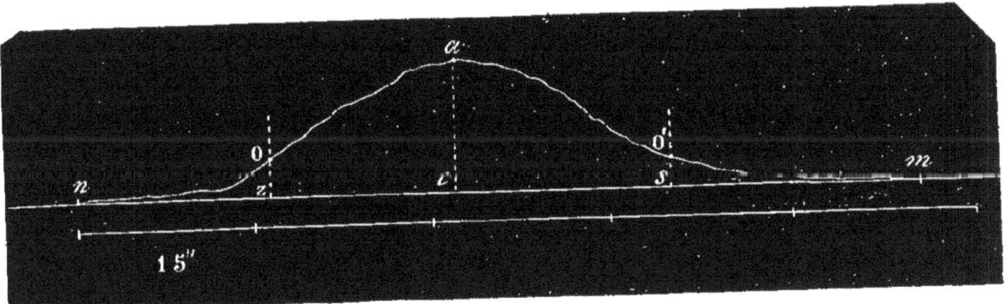

Fig. 26. — *mn* Durée de la contraction. *zs* Durée de la douleur. O Point où commence la douleur. O' Point où elle finit.

contraction et elle disparaît 28″1 avant la cessation de celle-ci (tableau II).

Il est remarquable que la douleur commence presque toujours à une même hauteur de la courbe ascendante, et cesse à un point sensiblement le même de la courbe descendante. Nous avons voulu connaître ces hauteurs. Pour cela nous avons mesuré en millimètres pour les dix contractions du tableau précédent (tableau II) : 1° la hauteur *a c* de la courbe musculaire au-dessus de la ligne des abcisses (*fig.* 26) ; 2° la hauteur *o z* du point où commence la douleur ; 3° la hauteur *o's* du point où elle finit (tableau III). Connaissant, d'autre part, la hauteur de la colonne mercurielle (pression intra-utérine non comprise) soulevée par chacune de ces contractions, nous en avons déduit par un calcul de proportion les deux valeurs demandées. Nous avons trouvé que la douleur commence lorsque la pression déterminée par la contraction dépasse 12 mill. 25 de mercure, et qu'elle disparait lorsque la pression devient inférieure à 10 mill. 45.

TABLEAU III [1].

CONTRACTION utérine.	HAUTEUR de la colonne mercurielle après déduct. de la pression intra-utérine de 35 millimètres.	MESURE de la ligne *a c* en millimètres.	MESURE de la ligne *o z* au point où commence la douleur.	MESURE de la ligne *o' s* au point où elle finit.
	millimètres.	millimètres.	millimètres.	millimètres.
1re	45	14	3	2
2e	53	17	5	8
3e	47	15	5	4
4e	53	18	4	2
5e	47	13	4	2
6e	49	16	3	3
7e	59	22	4	5
8e	55	19	6	5
9e	57	21	3	6
10e	49	17	4	3
TOTAL..	514	172	41	35

VI. — *Evaluation de la force du muscle utérin.*

La puissance d'un muscle est égale au poids maximum qu'il peut soulever. Elle dépend, pour les muscles striés, comme pour les muscles lisses, du nombre des fibres ou de la masse musculaire. Elle a été mesurée avec précision pour les muscles de la vie animale; mais, jusqu'à présent, on manque de données sur la puissance des muscles de la vie végétative. Ce point de la physiologie de l'utérus a été l'objet de recherches aussi nombreuses que peu concordantes. Si nous abordons à notre tour ce difficile problème, c'est que nous croyons posséder quelques éléments pour le résoudre dans un cas particulier.

D'une part, nous avons inscrit exactement (tableau IV) toutes les contractions qui se sont succédées pendant un temps

[1] Hauteur de la colonne mercurielle au point où commence la douleur $= \frac{41 \times 514}{172} = 122,5$ ou pour une seule contraction, 12 mill. 25 de mercure.

Hauteur de la colonne au point où finit la douleur $= \frac{35 \times 514}{172} = 104,5$ ou pour une seule contraction 10 mill. 45, plus, dans les deux cas, la pression constante de 35 millimètres.

déterminé et nous avons noté la hauteur de la colonne mercurielle correspondante à chacune de ces contractions. — D'autre part, la femme de cette observation (n° 3) étant morte quatre jours après son accouchement, nous avons recueilli l'utérus et nous l'avons pesé. Cet utérus, revenu sur lui-

TABLEAU IV.

Hauteur de la colonne mercurielle (pression intra-utérine déduite) soulevée par une série de contractions successives, chez la femme de l'expérience 3e, le 16 novembre 1879.

NUMÉROS des contractions.	HEURES	HAUTEUR mercurielle.	NUMÉROS des contractions.	HEURES	HAUTEUR mercurielle.	NUMÉROS des contractions.	HEURES	HAUTEUR mercurielle.
	h. m.	millim.		h. m.	millim.		h. m.	millim.
1	11 47	30	17	1 57	54	33	3 32	54
2	11 55	48	18	2 00	48	34	3 35	26
3	12 01	56	19	2 05	40	35	3 37	46
4	12 09	56	20	2 12	46	86	3 41	50
5	12 14	58	21	2 18	30	37	3 46	54
6	12 18	52	22	2 30	50	38	4 01	60
7	12 23	50	23	2 37	54	39	4 09	54
8	12 28	52	24	2 42	40	40	4 14	66
9	12 31	54	25	2 47	44	41	4 17	44
10	12 40	56	26	2 50	30	42	4 21	48
11	12 47	52	27	2 53	30	43	4 25	48
12	12 50	30	28	2 58	52	44	4 28	24
13	12 56	54	29	3 01	32	45	4 30	50
14	1 00	44	30	3 05	54	46	4 35	58
15	1 07	56	31	3 09	40			
16	1 11	24	32	3 13	50			
TOTAL.	84m.	872	TOTAL.	91m.	695	TOTAL.	63m.	682
	Interruption.			Interruption.			Fin de l'expérience.	

Au total, en 238 minutes, 46 contractions du muscle utérin ont soulevé une colonne de 2148 millimètres de mercure.

même, était complètement débarrassé du sang qui remplit les sinus; mais il n'avait pas eu le temps de s'atrophier d'une manière notable. Son poids devait donc représenter sensiblement le poids des fibres musculaires au moment de la parturition. Nous l'avons séparé avec soin de tous ses annexes et de son insertion au vagin et nous avons trouvé qu'il pesait 495 grammes.

Or ce muscle, du poids de 495 grammes, avait pendant la

vie exécuté, en 4 heures (exactement 238 minutes), 46 contractions (tableau IV) et soulevé une colonne de 2148 millimètres de mercure, ce qui équivaut à une colonne de 46 mill. 69 de mercure pour une seule contraction.

Comme la pression de 46 mill. 69 de mercure s'est exercée sur toute la surface de l'œuf, il faut multiplier l'étendue de cette surface par la hauteur de la colonne mercurielle et par la densité du mercure pour avoir une évaluation en kilogrammes de la force musculaire de cet utérus. En admettant que la surface de l'œuf [1] mesure 1400 centimètres carrés vers la fin de la grossesse, l'opération donne 88 kilogr. 244. Ce chiffre est l'expression de la *force musculaire absolue de l'utérus* ou de la *force de contraction* dans l'expérience n° 3.

Si l'on compare cette force à celle des muscles striés, on voit qu'elle lui est très inférieure. En effet, 1 gramme d'utérus donnerait une force de 178 grammes, tandis que 1 centimètre carré de section d'un muscle de grenouille donne, d'après Ed. Weber, une force de 692 grammes; 1 centimètre carré de muscle humain donne, d'après Koster, 1087 grammes; 1 centimètre carré de muscle d'oiseau donne, d'après Marey, 1200 grammes; et 1 gramme de muscle de cerf-volant donnerait, d'après Strauss Durkheim, une force de 35 kilogrammes.

Dans l'expérience n° 4, 20 contractions ayant soulevé, dans l'espace de 1 heure, 880 millimètres de mercure, soit 44 millimètres par contraction, la force absolue de cet utérus serait de 83 kilogr. 106 en supposant son poids égal à 495 grammes et sa surface interne égale à 1400 centimètres carrés. Mais comme la masse des fibres musculaires de l'utérus est variable avec chaque individu, la puissance de cet organe doit varier dans le même sens. Il y a probablement autant de variétés dans la force de l'utérus chez les différentes femmes, qu'il y a de variétés dans la force des muscles de leurs membres. Pour avoir une idée suffisamment approchée de la force moyenne

[1] Pour évaluer la superficie de l'œuf, j'ai pris une vessie ovoïde contenant 5 litres de liquide comme l'utérus près du terme, et, comme la surface de ce corps échappe à tout calcul, j'ai recouvert cette surface avec des carrés de papier mesurant des décimètres et des centimètres de côté, j'ai obtenu ainsi une superficie de 1400 centimètres carrés en nombre rond.

de l'utérus, il faudrait avoir plusieurs observations analogues à celle de l'expérience n° 3.

Mais ce n'est pas tout, l'œuf supporte encore pendant les contractions, aussi bien que dans leur intervalle, une pression constante, la *pression intra-utérine*, que nous avons évaluée, en moyenne, à 35 millimètres de mercure. Cette pression, répartie sur toute la surface de l'œuf, serait de : 1400 c. car. $\times$ 35 mill. $\times$ 13,5 = 66 kilog. 150 gr.

En additionnant la pression produite par la contraction et la pression intra-utérine constante, on trouve que la *pression totale* à la surface de l'œuf pendant la contraction est de 154 kilogrammes.

Les médecins, qui ont pratiqué la version, ont une notion approximative de cette énorme pression. Si l'utérus n'est pas en état d'inertie, la main ne peut glisser qu'en rampant contre la face interne de l'organe. Tout mouvement des doigts tendant à agrandir la poche utérine doit vaincre la force de tonicité des parois. Une contraction survient-elle? la main est bientôt immobilisée par la pression accablante qu'elle supporte.

Mais, hâtons-nous de le dire, la pression n'a point d'effet sur le contenu de l'œuf, parce que ce contenu est un liquide incompressible. Toutes les pressions s'arrêtent à sa surface et n'ont d'autre résultat que de tendre les parois musculaires qui le recouvrent. Les pressions n'existent pas pour le fœtus tant qu'il est entouré par les eaux de l'amnios. Lorsque les eaux se sont écoulées, le fœtus souffre indubitablement de la compression que la contraction lui fait subir. Le danger ne tient pas tant à ce qu'une pression de 46 mill. 69 de mercure, répartie uniformément à la surface de son corps, puisse contusionner ses parties ou briser ses os, mais il tient à ce que sa circulation ne soit interrompue par la compression du cordon. Une compression momentanée des vaisseaux ombilicaux n'est pas immédiatement menaçante, mais tout le monde sait que le praticien doit veiller à ce que des contractions trop longues et trop souvent répétées n'entraînent pas l'arrêt de la circulation du fœtus et son asphyxie.

On évalue le travail d'une machine en calculant la force

qui est nécessaire pour élever l'unité de poids, le kilogramme, à l'unité de hauteur, le mètre. C'est ce qu'on appelle l'unité de travail mécanique, le *kilogrammètre*. En appliquant ces données à l'utérus, nous pouvons évaluer son travail comme force motrice. Nous savons qu'un décimètre carré de sa surface interne soulève, en se contractant, le mercure à une hauteur de 46 mill. 69 ; par conséquent il élèvera l'eau à une hauteur de 46 mill. 69 × 13,5 (densité du mercure) ou à 63 centimètres. Ce même décimètre carré qui élève 1 kilogramme d'eau à 63 centimètres de hauteur, n'élèvera que 630 grammes à 1 mètre de hauteur ; et les 14 décimètres carrés de la surface interne de l'utérus élèveront à 1 mètre 8820 grammes ; c'est-à-dire que l'utérus effectue à chaque contraction un travail de près de 9 kilogrammètres (exactement 8 kilogrammètres 820). Les 46 contractions, que nous avons observées pendant une durée de 4 heures (tableau IV), représentent un travail de 405 kilogrammètres. Cette force est à peu près celle qui est nécessaire pour produire une calorie, lorsqu'elle ne se transforme pas en travail [1]. Or, la contraction utérine rencontrant des résistances considérables au niveau du col et du bassin, n'emploie qu'une partie de sa force en travail produit, l'autre partie se transforme en chaleur. Il doit donc y avoir une augmentation de température pendant la contraction. Nous allons voir bientôt que les prévisions de la théorie ont été démontrées par l'observation directe.

Enfin, dans l'estimation du travail mécanique de l'utérus, il faut encore tenir compte du temps qui est nécessaire à l'accomplissement de son effort. Ce temps est, d'après nos mesures, de 38 secondes (voy. pag. 28). Par conséquent le rendement de l'utérus est bien inférieur (38 fois inférieur) au rendement d'un muscle strié qui peut accomplir le même effort en l'unité de temps ou 1 seconde.

Nous ne nous dissimulons pas que les évaluations précé-

[1] D'après les notions aujourd'hui admises sur l'équivalence mécanique de la chaleur, 425 kilogrammètres équivalent à une calorie, c'est à dire, à la chaleur capable d'élever de 1 degré 1 kilogramme d'eau.

dentes sont passibles de plusieurs objections, et nous appelons des expériences nouvelles pour les compléter et les corriger.

Il paraîtra surtout incroyable que l'utérus puisse produire une force de près de 9 kilogrammètres et soulever un poids de 154 kilogrammes à chaque contraction. Mais il faut bien savoir que *ces chiffres ne représentent pas la force qui détermine l'accouchement;* ils ne sont que l'expression d'une force latente, indispensable à calculer, si l'on veut avoir une idée de la *force spécifique* du muscle utérin.

Si, en effet, on considère la forme de l'utérus, on voit que les pressions latérales, agissant en sens opposé, s'annulent, et que les pressions du segment supérieur sont équilibrées par celles qui viennent du segment inférieur. L'organe durcit et ses parois se tendent sous l'influence de la contraction, et pendant un certain temps aucun autre effet ne se produit. Cependant, il y a dans l'ovoïde utérin des régions faibles et des régions fortes. Les régions faibles sont à la partie inférieure, où existe un orifice naturel. Les régions fortes sont à la partie supérieure, où les fibres musculaires sont accumulées en grande quantité et affectent une disposition anatomique spéciale. Or, des contractions ne peuvent se produire dans un pareil organe sans que les parties faibles ne finissent par être vaincues. A ce moment le *travail réel* commence.

Il a pour but d'effacer et de ditater le col.

L'effacement du col reconnaît pour cause l'infériorité relative de la résistance des fibres musculaires qui l'entourent, lorsque les contractions viennent augmenter la pression intra-utérine.

La dilatation du col est le résultat de cette faiblesse de résistance, d'une part, et, d'autre part, de la force qui pousse les membranes à travers l'orifice. Cette force est égale à la pression utérine multipliée par l'aire de la dilatation. Elle s'accroît à mesure que ces deux facteurs augmentent eux-mêmes. Aussi la dilatation, lente au début, devient-elle plus rapide à mesure qu'elle se complète. D'après cela, dans l'expérience n° 3 par exemple, la surface de l'orifice étant de 1 centimètre carré, la pression sur les membranes serait de

110 grammes; et lorsque l'orifice, complètement dilaté, mesure 11 centimètres de diamètre et 95 centimètres carrés de surface, la pression qui tend à faire franchir la tête, serait au moins de 10 kilogr. 450 à chaque contraction. Mathews Duncan a trouvé, à la suite de recherches fort intéressantes, que la force nécessaire pour causer la rupture de l'amnios varie entre 1 kilogr. 850 et 17 kilogr. 042 (*Mécanisme de l'accouchement*. Trad. par Budin; pag. 82; 1876).

VII. — *Production de chaleur dans l'utérus en contraction.*

M. J. Béclard (*Archives de médecine*, 1861) a établi, le premier, que dans les muscles de l'homme la chaleur peut se substituer au travail mécanique et réciproquement. Cette loi, que les travaux postérieurs sont venus confirmer, est vraie pour le muscle utérin comme pour les autres muscles. Ce muscle qui, vers la fin de la gestation, s'essaie à la contraction d'une manière indolore et latente, et qui, pendant l'enfantement, lutte contre des résistances trop souvent invincibles, s'échauffe lui-même. Ce n'est pas là une pure idée théorique. M. Peter a constaté et mesuré cette production de chaleur dans l'utérus en activité. Après une série d'observations consignées dans ses *Leçons de clinique médicale* (t. II, p. 692; 1879) M. Peter écrit: « Le travail, c'est-à-dire la contraction utérine et les efforts synergiques volontaires, élèvent la température utérine. Le travail utérin élève la température intra-utérine de 1/2 degré. Le commencement des douleurs et du travail ne l'avait élevée que de 2 dixièmes de degré antérieurement. Mais dans le travail de l'accouchement, il y a deux sortes d'efforts : l'un involontaire ou utérin, l'autre volontaire ou diaphragmatique, et l'on voit que chacun d'eux peut élever pour sa part la température, celle de l'utérus de 1/2 degré et celle de l'aisselle de 2 dixièmes de degré (p. 699). »

En résumé, le muscle utérin produit un *mouvement* dont nous avons déterminé la forme et la nature, un *travail* dont nous avons cherché à évaluer la puissance, une *augmentation de température* que les travaux de M. Peter ont démontrée. Il subit donc les lois qui régissent la physiologie des muscles ; et, à ce titre, il doit aussi produire de *l'électricité*. Mais ce dernier phénomène reste à étudier.

Paris. — Soc. an. d'Impr. PAUL DUPONT, Dr. 41, rue Jean-Jacques-Rousseau. — 107, 4-80.

Soc. anon. d'impr. Paul Dupont, Dr, 41, rue Jean-Jacques-Rousseau.

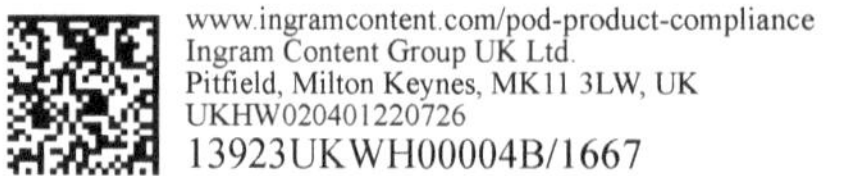
www.ingramcontent.com/pod-product-compliance
Ingram Content Group UK Ltd.
Pitfield, Milton Keynes, MK11 3LW, UK
UKHW020401220726
13923UKWH00004B/1667

9 782019 622862